12 Notice sur un cachet ~~par~~ Dufour.

NOTICE

SUR UN

CACHET D'OCULISTE ROMAIN,

PAR M. CH. DUFOUR,

MEMBRE DE LA SOCIÉTÉ DES ANTIQUAIRES DE PICARDIE,

Administrateur du Musée d'antiquités d'Amiens.

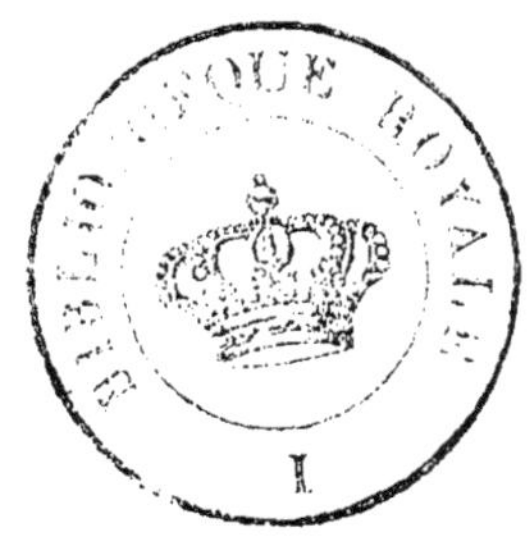

AMIENS.

DUVAL ET HERMENT, IMPRIMEURS DE LA SOCIÉTÉ DES ANTIQUAIRES DE PICARDIE, PLACE PÉRIGORD, 1.

1847.

Extrait du tome VIII des Mémoires de la Société des Antiquaires de Picardie.

NOTICE

SUR UN

CACHET D'OCULISTE ROMAIN.

L'attention des archéologues a été appelée tout récemment sur ces petites pierres de forme carrée que l'on rencontre dans quelques collections, et qui, taillées pour la plupart dans l'ardoise ou la stéatite, sont gravées au rebours d'un nom propre et de celui d'un remède ; souvent même l'inscription se trouve complétée par la désignation de l'affection de l'œil à laquelle ce remède s'appliquait. L'étude de ces tablettes, dans lesquelles Spon a reconnu tout le premier des cachets d'oculistes romains, soulève des questions fort intéressantes que MM. le docteur Sichel et Duchalais viennent de traiter chacun à un point de vue tout nouveau.

Le premier (1) s'est attaché à apprécier ces monu-

(1) Cinq cachets inédits de médecins oculistes romains, publiés et expliqués par M. le docteur Sichel. Paris, 1845.

ments épigraphiques sous un jour trop longtemps négligé, en rétablissant, à l'aide de ses connaissances spéciales en ophtalmologie, le véritable sens de plusieurs textes jusqu'alors mal expliqués, et l'archéologie s'applaudit d'avoir trouvé enfin un disciple d'Hippocrate pour révéler tout l'intérêt qu'elle présente. Ajoutons qu'elle ne pouvait rencontrer d'interprète plus habile et plus compétent.

Le second (1), en reproduisant à l'occasion de sept pierres inédites qu'il publie, toutes celles qui ont été décrites depuis le catalogue que M. Tòchon d'Annecy a donné en 1816 et en résumant avec autant de savoir que de critique les diverses considérations qui ont été présentées à cet égard, s'est appliqué spécialement à résoudre une question très-controversée; je veux parler de l'usage que l'on a pu faire dans l'antiquité de ces tablettes sigillaires.

Après ces travaux remarquables, il y a sans doute quelque témérité de ma part à revenir sur un sujet qui semble avoir été suffisamment approfondi. Mais j'y suis encouragé par le désir de ne point laisser Amiens en arrière des villes de la Gaule qui déjà ont fourni un nom d'oculiste à l'histoire médicale de l'antiquité. C'est cette pensée qui me détermine à mettre au jour le cachet que je possède depuis peu de temps, et à cette occasion, j'essaierai à mon tour de rechercher si les explications que l'on a données récemment des noms propres gravés sur les monuments de cette nature, s'accordent

(1) Observations sur les cachets des médecins oculistes anciens, à propos de cinq pierres sigillaires inédites, par **M. Adolphe Duchalais. Paris, 1846.**

avec quelques textes d'auteurs anciens que je trouve cités dans les principaux mémoires qui ont paru sur cette matière.

La pierre en stéatite verdâtre qui doit faire l'objet de cette notice, a été recueillie, au mois de novembre 1846, dans les travaux de terrassement nécessités par la construction de l'embarcadère. Je la désigne dès à présent sous le nom de *Lapis Ambianensis* du lieu même de sa découverte. Tel est l'usage introduit par Saxius dans l'étude de ces monuments et auquel se sont conformés les antiquaires qui, après lui, en ont publié de semblables. Sa forme présente un quadrilatère long de 33 millimètres sur 30 de large. Son épaisseur est de 7 millimètres. Sur deux de ses tranches on remarque une inscription de deux lignes formées de petites capitales ; la troisième n'est gravée que d'une seule ligne en caractères allongés et moins réguliers ; la quatrième ne porte que deux lettres.

Voici d'abord les caractères qui sont gravés en creux et à rebours sur cette tablette dont la conservation ne laisse rien à désirer. Je les reproduis dans le sens même de l'empreinte.

I

MARCELLINI

DIALEPIDOSAD<

II

MARCELLINIDI

ASMYRNESPOS

III

MRCELLINCYCN

IV

MA

J'examine d'abord la première tranche et j'y trouve le nom propre MARCELLINI suivi du mot DIALEPIDOS. Ce substantif, qui dérive du grec (διὰ et λεπιδος) désigne un médicament dont parlent plusieurs auteurs de l'antiquité. Grivaud de la Vincelle (1) avait pensé que c'était une préparation composée d'écailles broyées ou qui en imitait peut-être le chatoyement. Mais M. Rever (2) et M. le docteur Sichel (3) ont déterminé d'une manière plus exacte la nature de ce collyre en lui attribuant pour base la squamme, c'est-à-dire la scorie ou l'oxide de cuivre. Étranger aux sciences médicales, il me semblait assez singulier qu'une pareille matière fut appliquée aux affections de la vue. Mais les recherches, nécessitées par la description que je publie, m'ont fait rencontrer dans les auteurs anciens des spécifiques non moins bizarres pour la guérison des ophtalmies. Je citerai tout d'abord le *diamysios* qui avait pour ingrédient principal une espèce de pierre nommé *mysi*, et la fiente du crocodile que plusieurs cachets d'oculistes désignent sous le nom de *crocodileos*. Pline, dans son histoire naturelle, fait mention d'autres remèdes que les empiriques employaient de son temps et parmi les-

(1) Recueil de monuments antiques, etc., t. II, p. 287.

(2) Mémoire sur les ruines de Lillebonne, p. 76.

(3) Mémoire cité, p. 10.

quels il place la cendre du sabot d'ânesse, mêlée avec du lait de l'animal (1), mais sans exprimer si ce médicament agissait d'une manière plus efficace que les excrements de chèvre, que, avec autant de crédulité, il recommande de prendre à la nouvelle lune et en pillules enveloppées dans de la cire (2).

Le *dialepidos* dont il est fait mention sur cette tablette, est un des topiques que l'on trouve le plus souvent marqués sur les cachets d'oculistes. M. Duchalais ne l'a compté que cinq fois. Mais cette supputation est inexacte, puisque je le trouve cité sur treize pierres, savoir : celles de saint-Marcoulf (3), de Mandeure (4), de Maestricht (5), de Lillebonne Ire (6), de Nais IIIe (7) et VIIe (8), de Beauvais (9), d'Ingelwer (10), de Gotha (11), d'Entrains (12), de Paris IVe (13), de Brumath (14) et enfin celle que M. Richard Gough a publiée dans le tome IX de l'*Archéologia* sans en indiquer la provenance et que M. Duchalais reproduit sous cette désignation : *Lapis incertus primus* (15).

Comme l'apprennent ces cachets, le *dialepidos* était le collyre que l'on employait le plus souvent contre les cicatrices, *ad cicatrices*, ou bien encore contre les as-

(1) *Ungulæ asininæ cinis inunctus è suo lacte, cicatrices oculorum et albuginis tollit.* Pline, l. XXVIII, § XLVII.

(2) .... *Et ob id fimum earum (caprarum) cera circumdatum nova luna devorare jubent.* Pline, loco citato.

(3) Voir Tôchon, p. 63 ; — (4) id., même page ; — (5) id., p. 67 ; — (6) id., p. 68 ; — (7) id., p. 70 ; — (8) id., p. 71.

(9) Voir le Mémoire de M. Duchalais, p. 61 ; — (10) id., p. 70 ; — (11) id., p. 71 ; — (12) id., p. 77 ; — (13) id., p. 44 ; — (14) id., p. 61 ; — (15) id., p. 72.

pérités ou granulations des paupières, *ad aspritudinem.* Aussi l'usage fréquent qu'en ont fait les empiriques de l'antiquité me permet-il de compléter avec certitude le sens de l'inscription, que le manque d'espace n'a point permis au graveur de remplir sur cette tablette. En effet il n'indique pas dans quel cas Marcellinus prescrivait le *dialepidos.* Mais les pierres de Vérone (1), de Beauvais (2), d'Ingelwer (3) et de Lillebonne 1.re (4) désignent ce collyre ou le *dyamisus* avec cette terminaison : *ad veteres cicatrices.* Point de doute dès lors que l'oculiste d'Amiens n'ait dû faire également usage du *dialepidos* pour guérir les anciennes cicatrices, car la préposition AD de cette première tranche est suivie d'un sigle dans lequel on ne peut se refuser à voir un V couché sur le flanc droit, et qui figure nécessairement l'initiale du mot *veteres.*

Je propose donc de lire ainsi la première inscription : MARCELLINI DIALEPIDOS AD V*eteres cicatrices.* Dans un instant, lorsque j'aurai expliqué les caractères tracés sur les autres tranches, je rechercherai si ce collyre, composé d'oxide de cuivre et que l'on employait à la guérison des anciennes cicatrices de l'œil, était débité par Marcellinus lui-même ou simplement préparé par le pharmacopole d'après la formule de cet oculiste.

L'explication de la seconde tranche n'offre guère plus de difficulté. On lit d'abord MARCELLINI DIASMYRNES. Ce nom est celui d'un topique que Galien et Aëtius appellent *diasmyrnon* et que l'on préparait avec la

(1) Tôchon, p. 64. — (2) M. Duchalais, p. 61 : — (3) id., p. 70. — (4) Tôchon, p. 68.

myrrhe, en grec σμυρνα. Les anciens en faisaient un fréquent usage dans les ophtalmies, puisque sur les cinquante-deux cachets déjà publiés, douze le mentionnent. En effet je le trouve indiqué sur les pierres de Dijon (1), Saint-Marcoulf (2), Lyon (3), Iéna (4), Nais VI (5), Beauvais (6), Cessy (7), Ingelwer (8), Aleriensis (9), Entrains (10), et les deux pierres d'origine inconnue, décrites par Gough (11). Dans chacune de ces tablettes sigillaires, on voit que le *diasmyrnes* était toujours employé après l'éruption de l'humeur, *post impetum lippitudinis*. Aussi est-ce bien dans le même cas que Marcellinus prescrivait ce collyre, puisque l'inscription du deuxième côté de cette tablette est précisément terminée par le mot POST. Il faut remarquer dans cette préposition le sigle que l'on a formé des lettres S et T, en les mariant au moyen d'un trait horizontal posé sur la première. Les cachets d'oculistes, ainsi que les estampilles de potiers, offrent de nombreux exemples de semblables copulations.

Cette seconde tranche se lira donc ainsi : MARCELLINI DIASMYRNES POST..... ajoutez : *impetum lippitudinis*, ou seulement *lippitudinem*, comme on le voit sur le *lapis aleriensis*, cité plus haut.

La troisième inscription diffère des deux premières en ce qu'elle ne contient qu'une seule ligne, qui remplit toute l'épaisseur de la tranche. Sans doute que le graveur n'était pas encore très-exercé dans ce genre

(1) Voir Tôchon p. 62 ; — (2) Id. p. 63 ; — (3) Id. p. 65 ; — (4) Id. p. 66 ; — (5) Id. p. 71.

(6) Voir M. Duchalais p. 62 ; — (7) Id. p. 66 ; — (8) Id. p. 70. (9) Id. p. 71 ; — (10) Id. p. 77 ; — (11) Id. p. 72 et 73.

de travail ; autrement il eut donné à ses caractères une dimension moindre pour se ménager une seconde ligne, réclamée par la longueur de son étiquette. Les deux premières tranches, il faut le remarquer, ont été gravées avec plus de soin et moins d'imprévoyance ; aussi est-il permis de penser qu'il aura réparé dans celles-ci la faute qu'il venait de commettre, et que dès lors il aura entrepris sa tâche par l'inscription que je donne sous le n.° III de ce cachet.

L'inscription qu'il me reste à expliquer, commence par une copulation de la syllabe MAR du nom propre. Mais l'emploi de ce sigle a été insuffisant pour faire gagner au graveur le champ que nécessitait l'agencement des caractères sur une seule ligne. C'est ainsi qu'après le nom de Marcellinus, il n'a pu tracer en entier celui du médicament. Toutefois il l'a désigné suffisamment par ces lettres CYCN qui ne peuvent être qu'une abréviation de *cycnarium*, topique dont Galien nous donne la formule et dans lequel il faisait entrer VIII drachmes de céruse de Rhodes (1). C'est la couleur même de cette substance, dont la blancheur égale celle du cygne (2), qui a valu à ce collyre la qualification que lui donne notre pierre sigillaire. On sait, en effet, que les anciens ne désignaient pas toujours leurs topiques par la nature des matières qu'ils faisaient entrer dans leur composition. Ainsi le collyre *herbidum* a pris ce

(1) Galien, traduction latine, éd. de Bâle, 1549, t. v, col. 581, B.

(2) *Appellantur talia à medicis collyria libiana et cygni ob colorem quidem album qualem etiam cygni habent, prevalente in ipsis amylo et terra Samia ac cerusa Rhodiaca.* — Galien, édition citée, tom. v, col. 564 A.

nom de sa nuance vert-pré; le *thalasseros*, de sa nuance vert de mer (θαλασσος); il en est de même du *melinum* que M. Sichel démontre avoir été nommé ainsi à cause de sa couleur jaunâtre, semblable à celle du coing (1).

Le *cycnarium* n'était sans doute pas très en vogue dans l'antiquité; sur les cinquante-deux cachets publiés par Tòchon d'Annecy et M. Duchalais, je ne le vois en effet cité qu'une seule fois. La première pierre de Nimègue (2) est la seule qui jusqu'alors avait fait mention de ce remède que Marcus Ulphus Heracletes employait *ad impetum*. Si Marcellinus recommandait le *diasmyrnes post impetum*, c'est-à-dire après l'éruption de l'humeur, il devait, comme l'oculiste de Nimègue, prescrire le *cycnarium* contre les douleurs de l'inflammation, *ad impetum*; car Galien nous apprend que ce collyre était toujours composé de drogues adoucissantes. Il ne paraît point douteux que ces mots *ad impetum* et *post impetum* n'aient une signification différente; or, pour remédier aux affections de l'œil qu'expriment ces deux idées, Marcellinus a dû composer deux spécifiques d'une nature diverse. C'est aux hommes de l'art à se prononcer sur cette question qui rentre dans le domaine de la science médicale et qu'elle seule est apte à résoudre. Toutefois, peu importe dans quelle période de l'ophtalmie Marcellinus avait recours au *cycnarium*, dès lors qu'il est démontré que le nom de ce remède est bien celui qu'on a voulu graver sur la troisième tranche du cachet d'Amiens, et le moindre doute ne

(1) Mémoire cité, p. 19.

(2) Tôchon, p. 60.

saurait se présenter à l'esprit, en présence de la pierre de Nimègue, déjà citée.

Une dernière observation sur cette légende, c'est que les caractères en ont été tracés avec une grande irrégularité, surtout dans le mot CYCN dont l'N affecte la forme de la lettre H par la trop grande élévation que l'on a donnée à l'un de ses jambages. L'*upsilon* employé dans ce mot rappelle l'étymologie de ce collyre (κύκνος). C'est une particularité que reproduit également le mot *diasmyrnes* de la première tranche, et que l'on remarque encore sur l'une des pierres publiées par Gough et reproduite par M. Duchalais (1).

Le quatrième côté du cachet d'Amiens est resté presque vide; mais il devait également commencer par le nom propre MA*rcellini*, dont les deux premiers caractères ont été seuls tracés. Le graveur a eu soin toutefois de préparer la tranche pour placer régulièrement les lettres sur deux lignes, comme le témoigne le trait qu'il a tiré au milieu de la surface. Cette circonstance confirme encore l'opinion que j'émettais il y a un instant, quant à l'ordre dans lequel ces diverses inscriptions ont été gravées.

Quelle date maintenant assigner à cette tablette qui ne présente pas seulement un vif intérêt de localité, mais qui est égalament précieuse en ce qu'elle se rattache à l'état de la science médicale chez les anciens?

M. Duchalais, dans les observations qu'il vient de publier sur les pierres sigillaires des oculistes, estime que les sept dont il donne la description, comme celles

(1) Mémoire cité, p. 72.

que Caylus, Gough, Grivaud et Tôchon ont fait connaître, ont été gravées du temps des Antonins. Il critique à cet égard l'opinion de M. Rever et lui reproche d'avoir trop rajeuni le cachet de Bayeux en ne le faisant remonter qu'à la fin du second siècle ou au commencement du troisième (1). M. Duchalais, pour attribuer indistinctement à l'époque des Antonins tous les cachets publiés jusqu'à ce jour, se fonde principalement sur ce fait, qu'ils sont tous du même patron. Cette opinion me paraît un peu générale et manquer d'ailleurs de base. Il est vrai que cet antiquaire en a soumis le contrôle à la comparaison de ces cachets avec les médailles et les textes épigraphiques. L'œil et l'habitude de juger les monuments figurés sont sans doute, comme il l'exprime, d'excellents guides dans l'appréciation des caractères d'une époque. Mais le lecteur, qui n'a le plus souvent sous les yeux que l'inscription reproduite par la typographie, manque des éléments nécessaires pour comparer ou vérifier si l'attribution indiquée est exacte. C'est alors qu'il regrette le silence de l'auteur sur les raisons qui l'ont déterminé à assigner telle date au monument qu'il décrit.

On sait que les inscriptions des beaux siècles de l'empire se distinguent de celles qui leur sont postérieures par la netteté du caractère, la correction de la légende et surtout l'emploi exclusif de l'alphabet romain. Au III.e siècle le goût commenca à dégénérer. On se relâcha des règles qui avaient été jusqu'alors fidèlement suivies, et les copulations abondèrent bientôt

(1) Voyez l'appendice aux antiquités de Lillebonne, par M. Rever, p. 44.

dans les monuments épigraphiques. A cette époque de décadence, le graveur se crut autorisé à confondre dans un même mot les alphabets de Rome et d'Athènes, comme si les caractères qui les composent n'avaient pas une nationalité qui leur fût propre. Ces premières considérations me détermineraient déjà à me ranger à l'avis de M. Rever, du moins en ce qui concerne le cachet d'Amiens, car j'y trouve l'*upsilon* intercalé entre des lettres latines, (1) dont la forme d'ailleurs n'accuse pas un travail très-pur. En outre, sur chacune des tranches et surtout dans la troisième, les traits qui terminent les caractères sont loin d'être nettement raccordés.

Mais d'autres considérations plus puissantes et déduites d'un ordre de faits tout différent justifieront mieux encore mon sentiment. Deux auteurs de l'antiquité, Oribase et Aëtius, ont particulièrement écrit sur les collyres. Le premier, qui fut médecin de Julien l'Apostat, pour exprimer la grande quantité de collyres que l'on prônait de son temps, les compare à une forêt (2). Le second nous apprend qu'on en colportait chez toutes les nations qui dépendaient de l'empire. « Il y en avait, dit-» il, de recommandés aux personnes qui n'avaient aucun » mal aux yeux ; c'était pour donner à l'organe de la » vue de l'éclat, de la fraîcheur et de la grâce que ces » collyres étaient offerts (3). »

Or, ces deux auteurs vivaient, l'un au IV.e siècle, l'autre

(1) Sur la pierre de Bath, reproduite par M. Duchalais, p. 71, on remarque également un P (Rhô) pour un R.

(2) Liv. 11, c. 23. — Cité par M. Rever.

(3) Tetr. 2, Serm. 3, c. 98. — Citation du même auteur.

au v.e ; sans doute avant eux les collyres étaient déjà connus, puisque Pline le naturaliste en décrit un certain nombre; toutefois je pense que faire remonter le cachet d'Amiens à l'époque où l'usage de ces spécifiques était devenu presque de mode, alors qu'on en comptait tant que d'autres médecins, contemporains d'Oribase, « avouaient qu'il » était mal aisé de s'y reconnaître » (1), c'est approcher de la vérité aussi près que possible, alors surtout que cette attribution est en outre appuyée de conjectures tirées du style même des inscriptions.

Dès lors, partageant entièrement l'opinion que M. Rever a émise sur l'âge de ces cachets, mais sans tirer toutefois aucun parti des textes que je viens de lui emprunter, je craindrais de trop vieillir celui d'Amiens en le faisant remonter au-delà du IV.e siècle. Je me garde bien, comme on le voit, de conclure pour les autres pierres que je n'ai point vues; que quelques-unes d'entre elles remontent à l'époque des Antonins, cela peut être; mais méritent-elles toutes cette attribution? Je ne le pense pas.

J'aborde maintenant l'examen d'une question sur laquelle sont en désaccord ceux qui, en publiant des cachets d'oculistes, ont essayé d'en rechercher l'usage dans l'antiquité. Trois systèmes ont été présentés à cet égard. Spon a écrit qu'ils étaient placés sur les vases des pharmacopoles pour indiquer les médicaments qu'ils contenaient. Ce sentiment trouve sa réfutation dans cette circonstance, que les tablettes sigillaires sont toutes écrites à rebours ; elles ne pouvaient dès lors servir d'étiquettes, car la lecture en eut été fort incommode. D'ailleurs ces cachets sont, pour la plupart, gravés sur les

1, Voir M. Rever, p. 50.

quatre tranches ; chacun d'eux aurait donc été destiné à recouvrir quatre vases ? Le bon sens fait justice d'une sembable explication.

M. Duchalais estime au contraire que ces pierres servaient à imprimer sur les vases le nom des remèdes avec celui de l'oculiste qui en avait donné la formule. Cette opinion repose sur deux monuments ; le premier, c'est le fragment de vase publié par Caylus et sur lequel on remarque une inscription en deux lignes, reproduite deux fois (1). Mais on ne fait pas attention qu'elle est écrite à l'envers, et que dès lors elle ne peut être l'empreinte d'un cachet gravé lui-même à rebours. Je ne conteste point toutefois, surtout après l'explication qu'en a donnée Dulaure (2), que l'inscription de Caylus ne se rattache également au traitement des ophtalmies. Mais comme M. Duchalais argumente de cette terre cuite pour affirmer que les potiers avaient entre les mains les cachets des oculistes et les imprimaient sur leurs produits, je pense que cette induction est contredite par le sens même dans lequel ses caractères se présentent aux yeux du lecteur.

C'est sur la pierre sigillaire de Vieux, publiée par M. Rever (3), que M. Duchalais insiste particulièrement pour faire prévaloir son opinion. Ce cachet présente cette particularité que sur l'un des plats est figuré un vase dans les ornements duquel on croit avoir découvert trois yeux, et qui serait, dit-on, la représentation

(1) Voir son recueil d'antiquités, t. VII, Pl. LXXIV.

(2) Explication de quelques inscriptions trouvées dans les ruines de Nasium, publiée dans les Mémoires de l'Académie celtique, t. IV, p. 104.

(3) Appendice au Mémoire sur les ruines de Lillebonne, p. 28.

des fioles servant à renfermer les collyres. Comme le dessin de ce vase est surmonté des trois lettres GAI, on en conjecture que ces fioles étaient marquées sur leurs couvercles en terre cuite du cachet de l'oculiste. Cette explication aurait quelque valeur, si au moins on avait pu saisir le sens de ces caractères. Mais, M. Duchalais le reconnaît lui-même, ils sont inintelligibles. On en ferait une abréviation du nom du graveur que cette supposition ne conduirait pas encore à la conclusion proposée, puisque les vases n'ont pu être utilement marqués que du cachet désignant le remède qu'il contenait et l'oculiste qui l'avait inventé. Ces lettres ne sauraient indiquer davantage le possesseur de la pierre, parce qu'il n'y a aucun rapport entre elles et le nom de l'empirique qui y est gravé.

D'ailleurs, pour qu'on n'attache point trop d'importance à ces lettres et aussi pour ne rien négliger dans l'étude d'un monument plein d'intérêt, je signalerai la présence sur les plats du cachet d'Amiens, de caractères tracés en quelque sorte au hasard et avec une telle finesse de trait que c'est longtemps après l'avoir examiné dans tous les sens, que j'ai pu les remarquer. D'un côté, je distingue un M; de l'autre, M^{D} — AM — M — A. Ces lettres sont placées là sans ordre et dans des directions opposées; elles semblent accuser le caprice d'un burin rêveur et distrait qui agit, sans qu'aucune pensée le dirige, ou l'essai de l'artiste inexpérimenté, recherchant la dimension convenable à donner aux caractères, car les M sont évidemment l'initiale du nom propre Marcellinus, de même que le D doit être une abréviation de *dialepidos* ou *diasmyrnes* (1).

(1) Les caractères tracés sur les plats des cachets ont été avec raison

Je reviens au cachet de Vieux. Est-il bien constant que ce soit des yeux que l'on ait figurés sur la panse du vase qu'il représente? J'en ai examiné le dessin avec la plus grande attention et j'avoue que je n'y ai point vu ce qui a frappé M. Duchalais. Comment admettre d'ailleurs que ces yeux auraient échappé à l'intelligence de M. Rever qui a eu cette tablette entre les mains, et qui déclare « que les figures en sont insignifiantes « et bizarres. » (1)

Si cependant ces ornements doivent avoir un sens, ne représenteraient-ils pas beaucoup mieux des poissons que l'organe de la vue, qu'aucun artiste n'a jamais pu avoir la pensée de figurer sur un plan vertical? Ma proposition, toute singulière qu'elle puisse paraître, j'en conviens, est cependant facile à justifier, car elle est commandée en quelque sorte par la présence de l'hippocampe sur l'autre plat du cachet. En effet, parmi les collyres dont il fait mention, je remarque le *thalasseros*, qui exprime la couleur vert de mer de ce médicament. Or, le cheval marin n'est là qu'une allégorie parfaitement en rapport avec la racine de ce mot. N'est-il pas vraisemblable que pour compléter sa pensée, l'artiste ait représenté, de l'autre côté de la tablette, des poissons qui, dans le langage figuré, sont également l'emblême de la mer?

considérés par quelques antiquaires, entr'autres MM. Bottin et Duchalais, comme des points de repère propres à en faciliter l'usage; il est à remarquer cependant que sur la pierre d'Amiens le sigle M[D] est gravé au-dessus de la tranche du *cycnarium*, et présente seulement le flanc à celle du *diasmyrnes*.

(1) Voir le Mémoire dejà cité, p. 39 et la planche qui y est jointe.

Rien donc, dans le cachet de Vieux, n'autorise les conjectures fort ingénieuses que l'on a tirées d'un dessin d'ailleurs assez grossier, et je terminerai sur ce point par deux considérations. La première, c'est que la forme plate des pierres sigillaires ne pouvait s'adapter convenablement à la panse ou au goulot du vase aux collyres. Un corps convexe ne reçoit d'empreinte régulière que de lettres disposées sur un plan concave. La seconde, c'est qu'il serait fort singulier qu'on n'eut encore trouvé aucun fragment de terre cuite estampillé d'un cachet d'oculiste ; cependant combien n'en connaît-on pas de marqués au nom des potiers? On m'opposera sans doute la fiole au *lycium* de Jason, publiée par Tòchon ; mais elle n'infirme en rien mon sentiment, car l'inscription qu'elle porte n'a pu être produite par l'application de la surface plane d'une pierre sigillaire.

Il faut dès lors trouver l'usage de ces tablettes ailleurs que dans l'emploi que leur assigne M. Duchalais, et c'est ici que j'adopte pleinement l'opinion de M. Rever. Cet archéologue distingué, qui s'est livré à des recherches fort curieuses sur les monuments de cette nature, estime qu'ils servaient à marquer le nom de l'oculiste sur le remède lui-même. Il démontre par plusieurs textes des médecins de l'antiquité que la plupart des collyres étaient préparés avec de la gomme ou d'autres corps résineux ayant la propriété de les dessécher. Aussi lit-on dans Celse « qu'indépendamment des vertus que la « gomme peut avoir, elle est principalement employée « dans les collyres pour les faire durcir par dessication « et les empêcher de se mettre en poudre. » (1)

(1) Citation et traduction de M. Rever, p. 49.

Scribonius Largus attribue les mêmes effets à l'amidon que l'on n'emploie, dit-il, que pour faire prendre forme aux collyres. (1) Enfin Pline, Dioscoride et Galien indiquent le blanc d'œuf et le lait de femme comme les principaux agents pour dissoudre les collyres secs.

Il me semble donc fort probable que ces médicaments une fois préparés et avant qu'ils aient pris toute leur consistance étaient marqués d'un cachet qui en faisait connaître les vertus et l'auteur.

D'après Galien lui-même, le collyre *leontarium* n'était-il pas ainsi nommé, parce qu'il était sigillé d'un lion figuré. (2) Enfin, Marcellus Empiricus, dans la dédicace de son livre aux fils de Théodose, recommande de « sceller « toutes les préparations médicinales, aussitôt qu'elles sont « faites, afin de les préserver des accidents ou de la « malveillance, et d'empêcher qu'on rejette sur la science « même des torts que la négligence seule aurait à se « reprocher. » (3)

En présence de textes si clairs, si positifs, toute opinion contraire à celle de M. Rever me paraît avoir peu de chances de prévaloir.

Enfin, il me reste à examiner ce qu'il faut voir dans le nom de Marcellinus, gravé sur le cachet d'Amiens. Est-ce celui d'un médecin distingué dont la for-

(1) *Amylum autem cùm jam fingendum erit collyrium, adjiciatur.* XXVII.

(2) *Antigoni croceum leontarium, hoc est, leunculus appellatur propterea quod leonis imago ei imprimeretur.* Galien, éd. citée, t. V, col. 585, D.

(3) Mémoire de M. Rever, p. 55.

mule aurait été suivie pour la préparation du *dialepidos*, du *diasmyrnes* et du *cycnarium*? N'est-ce pas plutôt celui de l'oculiste qui composait et débitait lui-même les collyres qu'il prescrivait?

Il y a une circonstance fort singulière, qui jette quelque lumière sur cette question, c'est que chaque tablette a été préparée pour recevoir quatre légendes, et toutes, à part deux ou trois exceptions, reproduisent sur chacune de leurs tranches le même nom propre. Si l'on admet avec M. Duchalais, que les pierres sigillaires servaient seulement aux pharmacopoles qui préparaient les topiques d'après une formule donnée, je ne m'expliquerais point cette parfaite uniformité dans la répétition du nom de l'oculiste. Les remèdes de ces empiriques ne devaient point jouir d'une faveur égale; la crédulité publique pouvait trés-bien, par exemple, accorder la préférence au *nardinum* de Sabinianus sur le *diarodon* d'Heracletes, qui tous deux étaient employés contre l'éruption de l'humeur. Ainsi, pour mieux définir ma pensée, je demanderai pour quel motif on n'a point gravé, sur le cachet d'Amiens, le *dialepidos* de Phronimus auprès du *diasmyrnes* de Marcellinus. Le pharmacopole, qui avait à satisfaire tous les goûts, n'était-il pas obligé de préparer tous les collyres qui jouissaient d'un certain renom? Chaque médecin distingué avait donc, dans la supposition que je réfute, inventé quatre collyres. Cela n'est sans doute pas impossible, mais est-ce vraisemblable?

D'après ces considérations, point de doute que le cachet d'Amiens n'ait appartenu à Marcellinus, et qu'il ne l'ait employé à sceller les topiques qu'il composait et débitait lui-même. J'invoquerai à l'appui de cette explication, le passage de Scribonius Largus dans lequel il se plaint de certains oculistes qui l'avaient trompé par leurs compositions falsifiées : *Scio quosdam ocularios simpliciter tradentes compositiones... meque multùm elaborasse ut veras et incorruptas acciperem, conscius sum mihi.* (1) Cette expression *tradentes* me semble indiquer d'une manière bien précise que les oculistes dont parle Scribonius Largus avaient fait plus que de prescrire les collyres ou d'en donner la formule ; ils les avaient LIVRÉS.

Le nom propre gravé sur le cachet d'Amiens n'est sans doute pas celui d'un oculiste célèbre de l'antiquité, autrement les auteurs anciens nous auraient transmis les formules de ses collyres. Marcellus Empiricus a bien laissé, il est vrai, des écrits sur le traitement des ophtalmies ; mais s'il y a quelqu'affinité entre les noms de Marcellus et de Marcellinus, ils n'en désignent pas moins, cela est constant, deux personnages différents.

Enfin, sur les cinquante-trois cachets maintenant connus, (2) il n'en est qu'un seul qui ait été trouvé en dehors de la Grande-Bretagne, de la Gaule et de la Germanie. Il y a donc cela de remarquable que les collyres ne jouissaient de quelque vogue que dans les parties de l'empire romain qui, vers les premiers siècles de notre ère, étaient encore plongées dans les ténèbres de la barbarie et par cela même plus portées à ajouter foi

(1) Mémoire de M. Rever, p. 56.

(2) Pour le numérotage du cachet d'Amiens, j'ai adopté comme point de départ l'énumération de M. Duchalais, plus complète que celle de M. le docteur Sichel, en ce qu'elle comprend les trois pierres publiées par Gough.

aux spécifiques merveilleux des charlatans. Il me semble que si les formules de ces topiques étaient, suivant l'opinion de M. Duchalais (1), puisées dans les ouvrages de médecins renommés, le débit de ces médicaments ne devait pas être moins assuré dans l'Italie proprement dite ; mais cette province, la plus civilisée de tout l'empire, n'avait sans doute aucune confiance dans leur efficacité, puisque jusqu'à présent on n'y a point découvert de cachet semblable à celui de Marcellinus. De nos jours encore, le charlatanisme n'exerce-t-il pas son industrie trompeuse avec plus de succès dans les villages que dans les cités.

La grande quantité d'objets antiques qui ont été recueillis à l'embarcadère d'Amiens et dont la Société des Antiquaires de Picardie doit à la sollicitude, aussi éclairée que spontanée, de M. Bazaine, ingénieur en chef du chemin de fer de Boulogne, d'être aujourd'hui en possession, avait signalé sur ce point de la ville l'emplacement de quelqu'établissement romain.

Mais l'intérêt que présentait déjà pour la topographie locale cette découverte sur laquelle je me propose de revenir, s'est récemment accru par cette circonstance qu'en nous rendant un cachet d'oculiste, enfoui depuis tant de siècles, le sol nous a révélé un nom de plus à ajouter à la liste si courte des personnages qui ont habité la capitale des Ambiani sous la domination romaine.

(1) Mémoire cité, p. 10.

Cette notice était terminée, lorsque mon honorable collègue M. Le Serurier, informé des recherches qui en font l'objet, voulut bien me communiquer des empreintes prises sur un cachet trouvé à Neris (Allier) et qui, je pense, est resté inédit. Je m'empresse d'autant plus de le remercier des boos sentiments qui l'ont porté à me faire cette communication, que je trouve sur cette pierre l'énonciation d'un collyre nouveau, préparé par un oculiste jusqu'alors inconnu.

On remarque sur les tranches les caractères suivants :

I

PROCVLI - EVO

DES-AD-VOLCE

II

PROCVLI

STACTvM

III

PROCVLI-DIALE

PIDOS-AD-ASPR

IV

PROCVLI

CIRRON

Le collyre mentionné sur la première tranche de ce cachet, est nommé EVODES (ευ bien et ωδες odeur) à cause de son parfum qu'il devait à des plantes aromatiques, telles que le nard ou la myrrhe. Je le trouve cité sur quatre pierres, savoir celles de Lyon (1), d'Iéna (2), de Nais V^e (3) et de Paris IVe (4). M. le docteur Sichel (5) détermine, d'après un passage de Scribonius Largus, l'action de ce collyre que l'on croyait très-salutaire contre les cicatrices récentes (*ad cicatrices non veteres*). Ce n'est cependant point dans le même cas que Proculus l'employait. Car je ne puis trouver d'autre sens aux lettres VOLCE, qui suivent la préposition AD sur le cachet de Neris, qu'en les traduisant ainsi : V*eteres* O*cu*L*orum* C*icatric*E*s*. Cette contradiction, quant à l'application de ce collyre, peut s'expliquer par la différence dans les drogues qui en faisaient la base.

L'absence de signes pour indiquer les abréviations dans VOLCE m'avait suggéré d'abord la pensée que ce pouvait être un substantif, désignant quelqu'affection de l'œil. Pour commettre le moins d'erreur possible dans dans une matière qui est loin de m'être familière, j'ai cherché ce mot dans plusieurs lexiques de médecine, mais vainement : je m'en tiens donc à ma première interprétation.

Le STACTUM est un des topiques oculaires les plus connus ; on le rencontre sur onze cachets, savoir : ceux de Colchester (6), de Sienne (7), de saint-Marcoulf (8), de Mandeure (9), de Nais IVe (10), V^e (11) et VIIe (12), de

(1-2-3) Voir le catalogue publié par Tôchon à la suite de sa dissertation sur l'inscription grecque IACONOC AYKION, p. 65-66-70.

(4) Mémoire de M. Duchalais, p. 45.

(5) P. 9, du Mémoire cité.

(6) Tôchon, p. 61 ; — (7) id., p. 62 ; — (8) id., p. 63 ; — (9) id., p. 63 ; — (10) id., p. 70 ; — (11) id., p. 70 ; — (12) id., p. 71 ;

Brumath (1), de Beauvais (2), de Lyon IIe (3) et de Gotha (4). Grivaud de la Vincelle (5) le fait dériver de σταχτος (qui tombe goutte à goutte). C'était en effet un baume distillé que l'on employait généralement *ad claritatem*, pour l'éclaircissement de la vue. Le graveur, faute d'espace, n'a pu exprimer quelle affection l'oculiste de Neris guérissait avec ce collyre.

Sur la troisième tranche, je retrouve le DIALEPIDOS également gravé sur la pierre d'Amiens ; je renvoie donc aux observations que j'ai présentées plus haut sur la nature de cet onguent. J'ajouterai cependant que Proculus le prescrivait non pas, comme Marcellinus, *ad veteres cicatrices*, mais bien *ad aspritudinem*, c'est-à-dire pour reduire les granulations des paupières.

Le CIRRON dont fait mention la quatrième légende, n'est cité sur aucun des cachets publiés jusqu'à ce jour. Pour en trouver l'explication, j'ai recours au lexique grec et je vois que Κιρρος signifie roux-jaunâtre. C'est donc sans doute un collyre qui emprunte son nom à la couleur que lui donnaient les matières dont on le composait ; il a cela de commun avec le *thalasseros*, l'*herbidum* et autres préparations pharmaceutiques dont la base n'est pas connue, mais dont la nuance se trouve déterminée par la qualification donnée au topique.

L'adjectif Κιρρος a pour équivalent en latin *Fulvus*. Or dans une traduction de Galien, publiée en 1549, je lis : *Collyrium fulvum panchrestum ab omnimoda*

(1) M. Duchalais, p. 61 ; — (2) id., p. 61 ; — (3) id., p. 68 ; — (4) id., p. 71.

(5) Ouvrage déjà cité, t. II, p. 282.

utilitate inscriptum, accomodatum ad scabros et circumrosos angulos, etc., (1). Il est au moins vraisemblable que le *cirron*, gravé sur la quatrième tranche de ce cachet, est précisément celui que le traducteur qualifie de *fulvum*. Pour être plus précis à cet égard, il m'aurait fallu consulter une édition grecque des œuvres de Galien que ne possède pas la bibliothèque d'Amiens. Je dois donc me borner à reproduire fidèlement cette légende, en laissant à M. le docteur Sichel le soin de faire briller sur la nature de ce collyre, le flambeau de sa science.

Neris est une des villes romaines de la Gaule qui figurent sur la carte de Peutinger. Dès lors rien de surprenant qu'un cachet d'oculiste ancien y ait été découvert. Il a été recueilli avec soin par M. Roch, ancien sous-intendant militaire à Amiens, et devra porter dans le Catalogue général des pierres sigillaires le n.° 54 sous le nom de *Lapis Nereensis*.

(1) Voir t. v, col. 588, D.

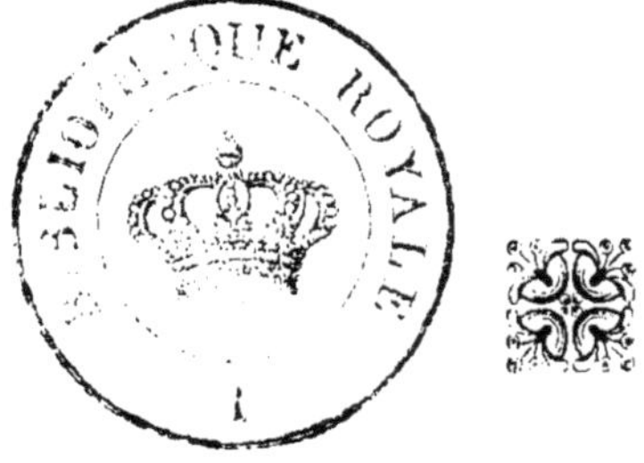

Amiens. — Imp. de DUVAL et HERMENT, Place Périgord n.° 1er.

www.ingramcontent.com/pod-product-compliance
Ingram Content Group UK Ltd.
Pitfield, Milton Keynes, MK11 3LW, UK
UKHW020530180726
13839UKWH00005B/2417